A LIRE

AVANT D'ETRE

AIDE-SOIGNANT

EN REANIMATION

Emmanuel CECCALDI

TABLE DES MATIERES

Introduction concernant la réanimation

La réanimation est un domaine de la médecine qui consiste à prendre en charge les patients atteints d'insuffisance respiratoire, cardiovasculaire ou neurologique aiguë. Les patients en réanimation sont souvent gravement malades ou blessés et nécessitent une surveillance et une assistance étroites pour maintenir leur vie. Les aides-soignants sont des membres essentiels de l'équipe de réanimation et jouent un rôle crucial dans les soins prodigués aux patients.

L'aide-soignant en réanimation travaille en collaboration avec les médecins, les infirmiers et les autres membres de l'équipe pour aider les patients à se rétablir de leur maladie ou de leur blessure. **Sous la surveillance de l'infirmière,** il peut être chargé de prendre les signes vitaux, de surveiller les équipements de réanimation, d'administrer les médicaments, de changer les pansements, de prodiguer des soins d'hygiène et de confort, et de communiquer avec les patients et leur famille.

L'aide-soignant en réanimation doit être capable de travailler sous pression, de prendre des décisions rapides et de communiquer efficacement avec les autres membres de l'équipe de soins. Il doit également être en mesure de gérer des situations difficiles, telles que des urgences médicales et des décès de patients.

La réanimation est un domaine en constante évolution, et l'aide-soignant doit être disposé à se tenir informé des dernières avancées en matière de technologie et de soins médicaux. Il doit également être en mesure de suivre les protocoles et les procédures établis pour garantir la sécurité et le bien-être des patients.

En somme, l'aide-soignant en réanimation est un membre clé de l'équipe de soins de santé qui prodigue des soins essentiels aux patients gravement malades ou blessés. Sa contribution est inestimable dans la prise en charge de ces patients et il est un maillon vital de la chaîne de soins en réanimation.

L'aide-soignant en réanimation a un rôle crucial dans la prise en charge des patients qui nécessitent des soins intensifs et une surveillance constante. Son rôle est de fournir des soins de base, tels que l'hygiène, la nutrition et la mobilité, tout en surveillant les signes vitaux et en signalant tout changement à l'équipe de soins.

Les responsabilités de l'aide-soignant en réanimation peuvent inclure :
• **La surveillance des signes vitaux** : Il doit surveiller en permanence les signes vitaux du

patient, tels que la fréquence cardiaque, la tension artérielle, la fréquence respiratoire et la saturation en oxygène. Il doit également signaler tout changement à l'équipe de soins et prendre des mesures immédiates si nécessaire.

- **Hygiène et soins personnels** : Il doit veiller à ce que le patient reste propre et confortable. Cela peut inclure des soins d'hygiène personnelle, tels que la toilette et le changement de linge de lit, ainsi que la mise en place de dispositifs pour prévenir les escarres.
- **Alimentation et hydratation** : Il doit s'assurer que le patient reçoit une alimentation adéquate et suffisante, ainsi que des liquides pour maintenir une hydratation adéquate.
- **Mobilisation et positionnement** : Il doit aider le patient à bouger régulièrement pour éviter les complications, telles que les escarres et la pneumonie associée à la ventilation. Il doit également positionner le patient correctement pour éviter les problèmes respiratoires et la pression sur les organes vitaux.
- **Administration des médicaments** : Il peut être responsable de l'administration de certains médicaments sous la supervision d'un infirmier ou d'un médecin.
- **Communication avec l'équipe de soins** : Il doit communiquer régulièrement avec l'équipe de soins, en signalant tout changement dans

l'état du patient et en fournissant des mises à jour sur les soins prodigués.

- **Assurer la sécurité du patient** : Il doit être vigilant pour prévenir les chutes et autres accidents qui pourraient compromettre la sécurité du patient.
- **Maintenir un environnement stérile** : Il doit veiller à ce que l'environnement de soins du patient soit propre et stérile pour éviter les infections.
- **Respecter les directives de l'équipe de soins** : Il doit suivre les directives de l'équipe de soins et respecter les plans de soins établis pour chaque patient.

En résumé, l'aide-soignant en réanimation a un rôle crucial dans la prise en charge des patients qui nécessitent des soins intensifs et une surveillance constante. Il doit surveiller les signes vitaux, fournir des soins de base, aider le patient à bouger et à se positionner correctement, administrer des médicaments et maintenir un environnement stérile. Il doit également communiquer régulièrement avec l'équipe de soins et respecter les plans de soins établis pour chaque patient.

Les pathologies les plus courantes

L'embolie pulmonaire.

L'embolie pulmonaire est une des complications majeures des maladies thrombo-emboliques, dont la phlébite est une des manifestations. Elle est favorisée par un alitement prolongé, les suites d'un post-partum (accouchement), les suites d'interventions chirurgicales, spécialement sur le petit bassin et la traumatologie. Mais elle relève aussi de causes médicales (cardiopathies, accidents neurologiques, cancers). Elle est due à un caillot de sang (thrombus), formé généralement dans une veine de la cuisse ou de la jambe, qui a migré (embole) dans l'artère pulmonaire. L'embolie pulmonaire est toujours une urgence, car elle engage le pronostic vital.

- Observation des signes.

La migration du caillot peut être spontanée ou déclenchée au cours de mobilisations (ex. : au cours d'un premier lever suite à un alitement prolongé ou en postopératoire, que l'aide-soignant ne pratiquera qu'en présence de l'infirmière). Le malade manifeste une douleur thoracique brutale, aiguë accrue par les mouvements respiratoires une dyspnée, une sensation d'angoisse.

D'autres symptômes peuvent se surajouter, tels que toux, hémoptysie, sueurs, syncope (perte de connaissance brève d'origine cardio-vasculaire).

Le rôle de l'aide-soignant en collaboration avec l'infirmière :
- *Rassurer la personne qui est très angoissée, ne pas la laisser seule;*
- *La mettre en position demi-assise, en la mobilisant avec précaution pour éviter tout risque de migration de caillot, prendre les constantes : pouls, fréquence respiratoire, température;*
- *Apporter dans la chambre pour l'infirmière: l'appareil à tension, l'appareil à ECG (électrocardiogramme), le matériel à perfusion, un pousse-seringue électrique, le matériel à oxygénothérapie: sondes, masque, lunettes.*
- *Aider l'infirmière et le médecin dans les actes qu'ils auront à pratiquer.*

- Dans les jours suivants.

Le traitement consiste en un repos strict au lit avec oxygénothérapie et traitement anticoagulant. L'aide-soignant devra prendre en charge globalement ce malade et répondre à ses besoins perturbés par la pathologie. Au cours des soins d'hygiène et de confort qu'il prodiguera, il devra lutter contre les effets néfastes de l'alitement prolongé en prévenant les escarres et les attitudes vicieuses. Il pourra être amené à vérifier le bon fonctionnement de

10

l'oxygénothérapie et devra transmettre l'apparition d'éventuelles hémorragies (hématomes, épistaxis, hématuries, etc.) dues au traitement anticoagulant.

L'oedème aigu du poumon.
C'est un accident brutal dû à une insuffisance cardiaque gauche. C'est une inondation des alvéoles pulmonaires due au passage soudain de liquide plasmatique (venant des capillaires pulmonaires) dans les alvéoles pulmonaires et les voies respiratoires. L'OAP nécessite un traitement d'urgence, en l'absence duquel la mort peut s'ensuivre par asphyxie.

- <u>Observation des signes.</u>
En général la nuit, le malade est retrouvé assis au bord du lit, très angoissé, les pieds pendant dans le vide, avec une dyspnée intense, croissante, avec orthopnée (augmentation en position couchée) et polypnée (accélération du rythme respiratoire). La toux et le grésillement laryngé sont suivis d'une expectoration rosée, mousseuse
aérée.

Le rôle de l'aide-soignant en collaboration avec l'infirmière :
• *Calmer, rassurer, lutter contre l'agitation et l'angoisse qui accompagnent la gêne respiratoire:*

- *Installer le malade en position demi-assise pour faciliter la respiration;*
- *Préparer pour l'infirmière le matériel pour l'administration d'oxygène par une sonde nasale, l'installation d'une voie veineuse et d'une perfusion, et la pratique d'un ECG (électrocardiogramme);*
- *Amener à proximité le chariot de réanimation contenant le matériel pour l'intubation trachéale et la ventilation assistée, préparer le matériel pour le sondage urinaire et la mise en route d'une diurèse.*

- <u>Dans les jours suivants.</u>

Le traitement consiste en un repos strict au lit.

Il s'agit de réduire l'œdème et de favoriser l'oxygénation.

L'aide-soignant pratiquera les soins d'hygiène et de confort en veillant particulièrement :

• A ce que le malade soit assis confortablement pour favoriser une meilleure oxygénation, en observant le bon fonctionnement de l'oxygénothérapie;

• A ce qu'il suive bien son régime sans sel, et, selon la prescription, éventuellement une restriction hydrique

• A le peser régulièrement selon la prescription (sur une balance de lit, tant qu'il n'a pas le droit de se lever);
• Au relevé rigoureux de la diurèse pour suivre l'efficacité du traitement diurétique. Celui-ci a pour effet d'augmenter l'excrétion rénale du sel et de l'eau et de diminuer les œdèmes. La diurèse sera augmentée et l'aide-soignant devra transmettre la quantité d'urines et prévenir en urgence en cas d'oligurie (diminution du volume des urines). En éliminant l'eau et le sodium, le traitement diurétique entraîne aussi la fuite d'autres ions. L'aide-soignant sera attentif à toute manifestation de soif intense, de somnolence, de fourmillement des extrémités, de pouls irrégulier et les transmettra.

L'infarctus du myocarde.

L'infarctus du myocarde est une nécrose du muscle cardiaque suite à l'occlusion (thrombose) d'une artère coronaire (qui irrigue le muscle cardiaque).

Manifestation d'une insuffisance coronarienne, il a pu être précédé de douleurs d'angine de poitrine (ou angor). L'infarctus du myocarde est une complication d'une maladie cardio-vasculaire très répandue : l'athérosclérose.

- Observation des signes.

Il débute généralement de manière brutale.

La douleur angineuse ou (angor) siège dans la poitrine, derrière le sternum, en barre. Elle ressemble à une constriction vive ou une oppression. C'est une douleur intense, durable qui ne cède ni au repos ni aux médicaments habituels (si la personne est déjà traitée pour de l'angine de poitrine). Cette douleur peut s'accompagner de troubles digestifs (nausées, vomissements), d'un malaise général avec des sueurs, une sensation d'angoisse voire de mort imminente et de signes de choc.

Le rôle de l'aide-soignant en collaboration avec l'infirmière :
- *Allonger le malade et l'installer en le remuant le moins possible, le repos absolu étant impératif;*
- *Ne pas le laisser seul, le rassurer et le calmer: se présenter, lui expliquer de manière simple et rassurante où il se trouve et l'utilité des appareils qui l'entourent;*
- *Apporter le matériel pour l'accès d'une voie veineuse, un pousse-seringue électrique, les tubes pour examen de laboratoire ainsi que les bons, un scope ainsi que les électrodes à placer sur le thorax du malade pour suivre le tracé de l'électrocardiogramme, le chariot de reanimation.*

- <u>Dans les jours suivants.</u>
    Le traitement consiste en un repos absolu au lit. Il vise à calmer la douleur et à prévenir d'éventuelles complications par un traitement de

réanimation et l'administration d'anticoagulants à doses massives par seringue électrique, en intraveineux, pour lutter contre les caillots existants et éviter l'apparition de nouveaux.

L'aide-soignant devra:

• **Veiller au repos strict au lit**. Le malade doit être installé confortablement au lit, en insistant sur la nécessité du strict repos absolu que ce type de malade très actif et souvent jeune a du mal à accepter. Face à son état de dépendance complète, il importe de répondre, à tout moment à ses demandes, ce qui permettra de faire baisser son anxiété et l'aidera à mieux supporter son état.

• **Lutter contre les conséquences néfastes de l'alitement et aider le malade à répondre à ses besoins:**

- **d'hygiène**, par une toilette complète au lit puis une aide partielle, avant que le malade ne puisse se lever, et par une prévention des escarres grâce aux massages aux points d'appui et à la mise en place d'éléments de prévention (matelas, fiches de retournement...) selon le risque présumé (âge, poids, état de la peau...);

- **d'alimentation pa**r un service du repas au lit en s'assurant d'une bonne hydratation, de la prise de légumes (fibres) pour favoriser le transit intestinal, et du respect du régime sans sel et sans graisses.

- **d'élimination** par une présence immédiate et efficace pour donner le bassin et le relever en

15

observant la diurèse et les urines, ainsi que la régularité de l'élimination des selles (risque de constipation).

• **Transmettre les effets indésirables du traitement** anticoagulant en signalant tout saignement éventuel (au niveau des gencives, des urines, de la peau, etc.) qu'il peut être amené à observer au cours des soins d'hygiène et de confort.

• **Observer** au cours des soins le bon fonctionnement des appareils mis en place et signaler toute anomalie au niveau de la perfusion, de la seringue électrique et de la sonde urinaire.

• **Relever les constantes** et les inscrire : pouls, température, diurèse, et noter le poids.

• **Aider l'infirmière** au premier lever, en fonction de la prescription médicale (en général une huitaine de jours), après une mobilisation au lit, les jours précédents.

Le coma

Un coma dure en moyenne deux à trois semaines, mais peut durer de quelques heures à plusieurs mois. La prise en charge est difficile et lourde car pratiquement tous les besoins du malade sont perturbés à des niveaux divers selon la profondeur du coma. Les soins étant complémentaires, le travail de l'aide-soignant en collaboration avec l'infirmière et avec l'équipe est d'une importance capitale.

Une personne dans le coma peut être un accidenté de la voie publique (AVP) ou une victime d'un accident domestique ou d'un accident de travail qui présente des lésions multiples pouvant mettre en jeu le pronostic vital.

Besoin de communiquer.

Le niveau de conscience est plus ou moins altéré. Dans le coma léger, le malade s'agite lorsqu'on lui parle; il essaie de répondre aux questions de façon confuse; il répond à des ordres simples : ouvrez la bouche, bougez votre main... Dans le coma plus profond, toute vie de relation et toute communication paraissent pratiquement absentes.

Quand le malade est inconscient, il parait, au premier abord, difficile d'établir une relation. Au cours de la satisfaction de ses besoins élémentaires, il est cependant possible de mettre en place des outils de communication même s'il n'a pas la possibilité de nous dire s'il perçoit ou non le message.

En utilisant des stimulations sensori-motrices et un sens aigu de l'observation, les soignants vont pouvoir instaurer une relation psychologique de confiance. L'aide-soignant mettra en jeu tous ses sens et ceux du malade :

- **La vue** : toutes les expressions du malade sont une réponse aux stimulations : crispations, détente, mimique, clignement des yeux, larmes...
- **Le toucher** : le bain et la toilette, les massages, par le contact de la main qui touche, qui caresse, qui enveloppe, par le contact de l'eau qui rafraichit, qui réchauffe, etc., sont autant de stimuli qui aident le malade à restructurer son schéma corporel, à retrouver son corps avec ses sensations et ses limites;
- **Les sons et les bruits** : la radio, les CDs ou autres supports préférés procurées par la famille et la télévision, par leurs messages répétitifs, aideront le malade à se repositionner dans le temps, d'autant mieux que les soignants auront eu le souci de formuler à quel moment de la journée il se trouve;
- **La parole du soignant** accompagne tous les soins en expliquant ce qu'il fait et comment; toute parole dite devant le malade inconscient l'est comme s'il était conscient;

- **Les odeurs** : la toilette par l'utilisation de produits personnalisés (savon, parfum...), ainsi que la distribution des repas (même si le malade est alimenté par sonde gastrique) sont des moments privilégiés de stimulation que le soignant doit observer.

Tout ceci est nécessaire :
- **Pour le malade**, pour lui permettre de retrouver ses repères et de se restructurer;
- **Pour la famille** qui peut entretenir ainsi «un lien d'amour» avec une personne qu'elle a souvent du mal à reconnaître physiquement et psychologiquement, ce qui l'aide à passer les étapes de révolte, de dépression et d'acceptation;
- **Pour l'aide-soignant** qui n'accomplit pas seulement des tâches, mais des soins qui s'inscrivent dans un projet de vie.

   La phase d'éveil est une période confusionnelle avec agitation, hallucination, et, parfois, des réactions de repli sur soi, de rejet ou d'agressivité envers l'équipe comme envers la famille. L'éveil peut être accompagné d'une forte angoisse. Le malade a besoin d'être sécurisé et rassuré. L'aide-soignant lui donnera des repères en lui parlant.

   Dans certains cas, le coma dure des mois voire des années et évolue vers un état végétatif, c'est-à-dire que le patient reste inconscient et que toute possibilité de communiquer avec son entourage a disparu. Sa respiration et son rythme cardiaque se maintiennent spontanément par des mouvements automatiques et réflexes. L'électro-encéphalogramme (EEG) montre une activité pauvre. On parle de <u>coma dépassé</u> quand l'EG est plat, ce qui signifie la mort cérébrale.

<u>Besoin de respirer.</u>
Ce besoin est souvent perturbé. Le malade peut :
• Etre porteur d'une sonde de trachéotomie, sous respirateur ou sous ventilation assistée;

• Respirer plus ou moins régulièrement et s'encombrer de sécrétions qu'il ne peut évacuer, ce qui entraine un risque d'encombrement pulmonaire et d'infection bronchique. L'aide-soignant préviendra l'infirmière lorsque le malade sera encombré pour qu'elle pratique une aspiration des sécrétions. Il posera l'aérosol que l'infirmière aura préparé.

<u>Besoin de se mouvoir.</u>
Le malade étant couché sans possibilité de se mouvoir, l'attention de l'aide-soignant portera particulièrement sur l'installation en décubitus dorsal ou latéral qui doit prévenir :

• Les attitudes vicieuses, les rétractions musculaires et les ankyloses, par une

mobilisation des membres et la mise en place de coussins, oreillers, sacs de sable, arceau;
- Les escarres, par la mise en place d'un matelas prévention d'escarres et des changements de position fréquents.

Le premier lever se fera sur prescription médicale par l'infirmière en collaboration avec l'aide-soignant, dans un fauteuil à dossier haut, la tête étant maintenue dans l'axe, le bassin bien calé, les pieds bien positionnés sur les repose-pieds pour éviter les déformations.

Besoin de se nourrir et de s'hydrater.
Elle s'effectue plus ou moins bien et le malade est souvent porteur d'une sonde gastrique, nourri par drip ou nutripompe.
La reprise de l'alimentation se fera lorsqu'il y aura eu confirmation de reprise des réflexes de déglutition et d'absence de risque de fausse route.
La reprise passera par les étapes de semi-liquide, mixé pâteux, mouliné.

L'aide-soignant sera toujours attentif à prévenir les fausses routes, et à signaler toute anomalie : nausées, refus de manger…

Besoin d'éliminer.
Les comas s'accompagnent souvent d'incontinence urinaire et fécale. Le malade est alors porteur d'un étui pénien (pour l'homme),

21

d'un change ou d'une sonde vésicale, avec risque d'infection urinaire.

La diurèse sera relevée régulièrement. Au moment de la petite toilette, les soins d'hygiène seront particulièrement rigoureux, l'étui pénien et la poche à urines seront changés. En cas de sonde vésicale, le sac sera vidangé par l'intermédiaire du robinet de vidange avec toutes les règles d'hygiène qui s'imposent. En cas d'incontinence fécale, les changes seront effectués chaque fois que le malade aura émis une selle.

<u>Besoin d'être propre.</u>
Les soins porteront sur l'hygiène corporelle avec une attention toute particulière :

• Aux soins des yeux: après s'être lavé les mains, nettoyer les yeux avec des compresses stériles et de l'eau stérile, de l'intérieur de l'œil vers l'extérieur pour ne pas ramener des germes vers le conduit lacrymal et mettre des gouttes (type dacryosérum ou larmes artificielles) pour humidifier la cornée et éviter les infections;
• Aux soins de bouche. car elle est souvent encombrée parles sondes et les sécrétions propices aux infections.

<u>Besoin d'éviter les dangers.</u>
Sil est agité, le malade peut être maintenu au lit à l'aide d'attaches ou au fauteuil à l'aide de

sangles, en veillant à éviter les lésions de la peau. Les risques d'infection étant accrus du fait d'une résistance affaiblie, et d'un grand nombre de soins invasifs (sondes, investigations...).

- L'aide-soignant sera attentif :
  Au lavage des mains fréquent pour lutter contre les infections nosocomiales;
- Aux soins rigoureux des yeux et de la bouche;
- A observer toute sécrétion au niveau de la bouche, toute anomalie au niveau des urines et à les signaler;
- A des changes fréquents pour éviter la macération, l'escarre et l'infection des tissus.

Signes vitaux : mesure et surveillance des paramètres physiologiques

La mesure et la surveillance des paramètres physiologiques sont des éléments cruciaux en réanimation pour assurer une surveillance continue des patients en situation critique. Les signes vitaux, tels que la fréquence cardiaque, la pression artérielle, la saturation en oxygène, la fréquence respiratoire et la température, doivent être surveillés en temps réel pour détecter tout changement qui pourrait indiquer une détérioration de l'état du patient.

Voici les principaux paramètres physiologiques mesurés et surveillés en réanimation :

- **Fréquence cardiaque (FC)** : La FC est la mesure du nombre de battements cardiaques par minute. Elle est mesurée à l'aide d'un moniteur cardiaque, généralement par électrodes placées sur la poitrine du patient. Une FC anormale peut indiquer un problème cardiaque ou une détérioration de l'état du patient.

- **Pression artérielle (PA)** : La PA est la mesure de la force exercée par le sang sur les parois des artères. Elle est mesurée à l'aide d'un tensiomètre. Une PA élevée ou faible peut indiquer une détérioration de l'état du patient.

• **Saturation en oxygène (Sa02)** : La Sa02 est la mesure de la quantité d'oxygène dans le sang. Elle est mesurée à l'aide d'un oxymètre de pouls, généralement placé sur le doigt du patient. Une Sa02 faible peut indiquer un problème respiratoire ou une détérioration de l'état du patient.

• **Fréquence respiratoire (FR)** : La FR est la mesure du nombre de respirations par minute. Elle est mesurée à l'aide d'un moniteur respiratoire, généralement par des capteurs placés sur le thorax ou l'abdomen du patient. Une FR anormale peut indiquer un problème respiratoire ou une détérioration de l'état du patient.

• **Température (T)** : La T est la mesure de la chaleur du corps. Elle est mesurée à l'aide d'un thermomètre, généralement placé dans la bouche, l'oreille ou le rectum du patient. Une T élevée ou faible peut indiquer une infection ou une détérioration de l'état du patient.

En plus de ces paramètres, d'autres mesures et surveillances peuvent être effectuées en réanimation, telles que la mesure du débit cardiaque, la surveillance de l'activité électrique du cerveau, la surveillance de la diurèse, la surveillance de la glycémie, etc.

Il est important de noter que la surveillance des paramètres physiologiques doit être effectuée en continu et régulièrement. Des anomalies ou des changements soudains doivent être signalés immédiatement à l'équipe de soins pour prendre les mesures appropriées et éviter toute détérioration de l'état du patient.

Au sujet de la peau : Les escarres

Les soins de la peau en réanimation sont un aspect important de la prise en charge des patients en état critique. Les patients en réanimation peuvent être sujets à des lésions cutanées en raison de la position prolongée dans un lit, de la pression exercée par les dispositifs médicaux, de l'humidité et de l'incontinence. En outre, les patients en réanimation peuvent être malades ou immunodéprimés, ce qui peut rendre leur peau plus vulnérable aux infections.

Les aide-soignants en réanimation doivent prendre en charge la peau du patient dès leur admission en réanimation. Cela implique d'effectuer une évaluation complète de la peau du patient pour identifier les lésions existantes et surveiller les zones à risque de lésions. Ils doivent également fournir des soins de base de la peau, tels que le nettoyage et l'hydratation de la peau.

Des mesures préventives peuvent être prises pour réduire le risque de lésions cutanées chez les patients en réanimation. Ces mesures incluent le repositionnement fréquent du patient pour éviter la pression prolongée sur les zones à risque de lésions cutanées, l'utilisation de matelas spéciaux pour réduire la pression et l'application de crèmes protectrices pour protéger la peau.

En cas de lésions cutanées, ils doivent fournir des soins adaptés pour aider à guérir les lésions et prévenir les infections. Cela peut inclure l'application de pansements pour protéger les lésions, l'utilisation de produits spécifiques pour la cicatrisation des plaies et l'administration d'antibiotiques en cas d'infection.

Il est également important de noter que les soins de la peau en réanimation peuvent varier en fonction de la condition du patient.
Par exemple, les patients atteints de brûlures peuvent nécessiter des soins de la peau spécialisés pour prévenir les infections et favoriser la guérison.

Les escarres sont des lésions cutanées qui se développent souvent chez les patients alités ou immobilisés pendant une période prolongée.
En réanimation, les patients en état critique sont souvent immobiles, ce qui les rend vulnérables aux escarres. En tant qu'aide-soignant, il est important de prendre des mesures préventives pour réduire le risque de développer des escarres et de savoir comment traiter les escarres existantes.

Voici quelques mesures préventives pour réduire le risque de développer des escarres :

- **Changement de position** : Les patients en réanimation doivent être fréquemment repositionnés pour éviter une pression excessive sur une zone particulière de la peau. Il faut aider les patients à se repositionner toutes les deux heures ou plus souvent si nécessaire.

- **Matelas et coussins** : Les patients en réanimation doivent être placés sur des matelas et des coussins appropriés pour réduire la pression sur les zones de la peau les plus sensibles.
  Il faut vérifier que les matelas et les coussins sont en bon état et qu'ils fournissent un soutien adéquat.

- **Hygiène de la peau** : Les patients doivent être maintenus propres et secs pour éviter une irritation cutanée. Il faut nettoyer la peau avec un savon doux et de l'eau tiède et éviter l'utilisation de produits irritants.

L'alimentation des patients en réanimation

La nutrition est un aspect essentiel de la prise en charge des patients en réanimation. Les patients en réanimation sont souvent incapables de se nourrir normalement en raison de leur état de santé et de leur traitement médical.
Les aide-soignants en réanimation doivent travailler en étroite collaboration avec les nutritionnistes et les diététiciens pour élaborer un plan de nutrition adapté à chaque patient.

La nutrition en réanimation peut prendre plusieurs formes, en fonction de la condition du patient et de son état de santé.

Les patients gravement malades peuvent avoir besoin d'une nutrition entérale ou parentérale pour assurer leur apport en nutriments essentiels. La nutrition entérale implique l'utilisation d'un tube d'alimentation pour administrer des nutriments directement dans l'estomac ou l'intestin, tandis que la nutrition parentérale utilise une voie intraveineuse pour administrer des nutriments directement dans le sang.

L'alimentation en réanimation peut être compliquée par d'autres facteurs, tels que la présence d'un tube endotrachéal ou d'une sonde nasogastrique.

Les aide-soignants doivent prendre des précautions pour éviter les complications liées à ces dispositifs, <u>telles que les infections nosocomiales.</u>

Enfin, la nutrition peut également avoir un impact sur le rétablissement du patient.

Les patients ayant une alimentation adéquate peuvent récupérer plus rapidement et avoir moins de complications post-opératoires. Il est donc important de travailler en étroite collaboration avec les diététiciens et les autres membres de l'équipe de soins pour fournir une nutrition adéquate aux patients en réanimation.

En conclusion, la nutrition est un aspect crucial de la prise en charge des patients en réanimation.

Les aides- soignants jouent un rôle essentiel dans l'administration de l'alimentation, la surveillance des patients et la détection des complications.

Ils doivent être formés à l'administration de l'alimentation par voie orale, entérale et parentérale et doivent être capables d'adapter l'alimentation en fonction des besoins individuels des patients.

Le matériel en réanimation

Les équipements de réanimation sont essentiels pour assurer des soins intensifs et une surveillance continue des patients en situation critique. Il est donc crucial de savoir comment utiliser et entretenir ces équipements pour garantir leur bon fonctionnement et leur efficacité.

Voici quelques conseils pour utiliser et entretenir les équipements de réanimation :

- **Formation et formation continue** : Il est essentiel de suivre une formation adéquate sur l'utilisation des équipements de réanimation avant de les utiliser. Il est également important de se tenir informé des dernières mises à jour et des améliorations de ces équipements pour maintenir une utilisation efficace et sécuritaire.
- **Inspection et maintenance régulières** : Les équipements de réanimation doivent être inspectés régulièrement pour s'assurer qu'ils fonctionnent correctement. Les pièces défectueuses ou usées doivent être remplacées immédiatement pour éviter tout risque d'accident. Les équipements doivent également être entretenus régulièrement conformément aux instructions du fabricant.

- **Nettoyage et désinfection** : Les équipements de réanimation doivent être nettoyés et désinfectés régulièrement pour prévenir les infections et les complications. Les surfaces en contact avec le patient doivent être nettoyées après chaque utilisation avec un désinfectant approprié.
- **Stockage et transport** : Les équipements de réanimation doivent être stockés dans un endroit sec et propre pour éviter tout dommage ou contamination. Ils doivent également être transportés avec soin pour éviter tout choc ou vibration pouvant endommager les pièces sensibles.
- **Utilisation appropriée** : Les équipements de réanimation doivent être utilisés conformément aux instructions du fabricant et aux protocoles établis par l'équipe de soins. Les alarmes et les signaux doivent être surveillés régulièrement pour détecter les signes de dysfonctionnement.
- **Plan d'urgence** : Enfin, il est essentiel d'avoir un plan d'urgence en place en cas de panne ou de dysfonctionnement des équipements de réanimation. L'équipe de soins doit être informée des procédures à suivre en cas d'urgence, et des équipements de secours doivent être disponibles en cas de besoin.

1. Le monitoring électrique ou scope

C'est un appareil électronique qui permet une surveillance constante et automatique du malade. Il permet de surveiller principalement le mécanisme cardio-respiratoire (ECG, pouls, Tension artérielle ou TA).

Des électrodes, bagues, pinces, fils et brassard (prise de la TA) relient les différents éléments de surveillance au malade. Des signaux d'alarme (signal lumineux et alarme sonore) se déclenchent automatiquement lorsque les zones de sécurité sont atteintes.

Le scope affiche et visualise sur un écran en continu :

• **l'enregistrement de l'ECG,** qui est l'activité électrique du cœur que l'on recueille à la surface des téguments à partir de plusieurs électrodes posées à la surface du thorax (précordiales) et aux extrémités des membres;
• **la mesure des pulsations**, la mesure de la TA, la température.

De même un enregistrement graphique de l'ECG se déclenche manuellement ou automatiquement quand le signal d'alarme se met en marche.

Le rôle de l'aide-soignant en collaboration avec l'infirmière :

L'aide-soignant doit être attentif à tout signal d'alarme pour prévenir en cas d'urgence. Il doit être capable d'analyser pourquoi les signaux d'alarme se mettent en route et vérifier en un clin d'œil s'ils sont justifies ou non car, en effet, **le scope peut sonner en dehors de raisons médicales** *(pendant les soins, les efforts et les mouvements demandés au malade augmentent le rythme cardiaque et parasitent le tracé ECG).*

Les sources de parasitage *sont recherchées en cas de trace anarchique ou plat de l'ECG; elles peuvent être dues à:*
- *Des mouvements, tremblements ou contractions musculaire du malade un mauvais contact des électrodes sur la peau ou des électrodes débranchées;*
- *Un appareil électrique proche créant des interférences.*

Pour le pouls, *quand le rythme cardiaque va au-delà d'une certaine zone (ex. : 120 pulsations/minute), l'alarme se déclenche automatiquement. Dans ces cas-là, l'aide-soignant :*
- *Calmera le malade, lui fera reprendre sa position et vérifiera le contact des électrodes;*

35

• *Préviendra immédiatement si les anomalies persistent toujours.*

Pendant des soins un peu longs *(comme la toilette), l'aide-soignant, en accord avec l'infirmière peut etre amené momentanément à :*
• *Arrêter la sonnerie du scope qui sonnerait sinon en permanence à cause des mouvements);*
• *Débrancher les électrodes pour laver le thorax et vérifier des zones d'irritation;*
• *Défaire le brassard de la TA, pour laver les bras.*

Il est très important, une fois la toilette terminée *:*
• *De rebrancher les électrodes après avoir changé les points d'application;*
• *De remettre le brassard (celui-ci, programmé pour prendre la TA toutes les 5 minutes environ, se gonfle automatiquement; s'il n'était pas remis au bras du malade, le scope afficherait une TA à 0 et l'alarme se déclencherait);*
• *De remettre en route l'alarme sonnerie du scope avant de quitter le box.*

L'aide-soignant ne doit pas prendre d'initiative dans ce domaine et pratiquera toujours ces actes en accord avec l'IDE.

2. Le respirateur ou appareil de ventilation assistée

C'est un appareil qui assure la ventilation artificielle chez un malade qui n'a plus son automatisme respiratoire et qui ne peut respirer seul. Cet appareil est utilisé pour les insuffisants respiratoires aigus ou chroniques. Il nécessite la pose d'une sonde trachéale, par intubation ou par trachéotomie.

L'intubation trachéale

Intuber, c'est introduire une sonde dans le larynx et la trachée par les voies naturelles. La sonde est introduite par le médecin par vole nasale ou buccale. Elle est fixée par un sparadrap pour qu'elle reste bien en place.

La trachéotomie

C'est l'ouverture chirurgicale de la trachée sous anesthésie locale avec mise en place d'une canule. Elle entraîne :

- **La formation de sécrétions** : le malade ne peut plus tousser efficacement et doit être aspiré. L'aide-soignant signalera à l'infirmière tout signe d'encombrement
- **Un assèchement de l'air inhalé** qui, ne passant plus par les fosses nasales, n'est pas humidifié. L'aide-soignant mettra de l'eau stérile dans le nébuliseur et placera l'embout de l'aérosol devant la canule de trachéotomie, ce qui aura pour effet d'humidifier les voies respiratoires par microbrouillard.

Après la trachéotomie, le malade ne pourra plus émettre de sons. L'équipe favorisera la communication par :

- **L'écriture** avec l'utilisation d'ardoises effaçables;
- **Des planches** sur lesquelles sont prédessinés ou écrits les actes importants de la vie quotidienne (ex. : un couvert, une pendule, la lumière, le bassin, etc.) pour que le malade puisse montrer du doigt ce qu'il désire;
- **Le langage non verbal** (attitude du corps, mimiques, gestuelle, sourire..) qui permet aussi de comprendre ce que désire le malade et de le mettre en confiance. Avec une certaine habitude, le soignant sera capable de lire sur les lèvres du malade ce qu'il dit.

La trachéotomie peut être temporaire. Après ablation de la canule et cicatrisation, le malade retrouvera sa voix. Si la trachéotomie est définitive (ex. : après ablation du larynx), l'orthophoniste travaillera avec le malade pour une rééducation de la parole.

3. Le respirateur

Par le piston d'une pompe actionnée par un moteur électrique et relié par un système de tuyaux à la trachée du malade, le respirateur fait fonctionner deux circuits en apposition :

- **Le circuit d'exsufflation** (pour que le dioxyde de carbone, s'échappe des poumons);
- **Le circuit d'insufflation** (pour que l'oxygène pénètre dans les poumons).

Des messages d'alarme (visuels et sonore) et de surveillance apparaissent aux différentes fenêtres de l'appareil : volume minute insufflé, débit, fréquence respiratoire, temps d'insufflation et temps de pause, concentration en oxygène.

Le patient reçoit des insufflations à la demande contrôlées par le respirateur. Certains appareils lui permettent de respirer spontanément, les insufflations à la demande étant synchronisées avec les efforts de respiration du patient de telle sorte qu'il ne soit pas obligé de respirer « contre » le respirateur.

Le rôle de l'aide-soignant en collaboration avec l'infirmière :

Observation du malade :

Au cours des soins d'hygiène et de confort, l'aide-soignant devra observer et prévenir des signes d'hyperventilation, d'hypoventilation et de surinfection bronchique se manifestant par :

- *Des sueurs, une cyanose. de l'agitation, l'élévation de la température:*
- *Des sécrétions importantes (on entend un graillonnement), crachats;*

- *Une lutte contre la machine: le malade «pousse» sur la canule et donne la sensation qu'il étouffe et s'asphyxie.*

Il observera sur le monitoring la mesure du pouls en la mesure de la TA.

Soins spécifiques :

- *Soins de bouche.*

Pour prévenir le risque d'escarre au niveau de l'aile du nez, vérifier la zone de contact avec la sonde, nettoyer et éventuellement bouger légèrement l'emplacement de la sonde.

Les aspirations des sécrétions bronchiques relèvent de la compétence de l'infirmière;

- *Humidifier l'air ambiant ou poser un aérosol de sérum physiologique au niveau de l'orifice de la canule de trachéotomie.*

Précautions particulières pendant la toilette :

- *Ne jamais débrancher le tuyau du respirateur mais le sortir de son support, ce qui donnera de la longueur pour faciliter les manipulations;*
- *Avant de tourner le malade, vérifier que «tout» suive bien; tourner avec précaution, sans tirer sur le tuyau pour ne pas risquer d'extuber le malade.*

Sur le plan relationnel :

• *Respecter le malade inconscient. Il est difficile de mesurer son niveau de conscience. Il faut donc penser qu'il peut entendre et comprendre tout ce qui se dit, même s'il n'en manifeste rien.*

• *Faire attention à ce que l'on dit, ne pas parler de l'état du malade ou du pronostic de sa maladie;*

• *Lui expliquer ce qu'on lui fait et respecter sa pudeur.*

• *Si le malade est conscient mais ne peut parler (suite à une trachéotomie): prévoir la sonnette à portée de main et de quoi écrire.*

4. Le défibrillateur ou choc électrique

Cet appareil permet de faire redémarrer l'activité du cœur, en cas d'arrêt cardiaque ou de la régulariser, en cas de troubles du rythme cardiaque (fibrillations...). C'est un appareil électrique chargé en permanence par le courant domestique ou par des batteries.

La décharge électrique ou choc électrique externe (ou défibrillation) est pratiquée par un médecin sur le malade, grâce à des électrodes. Les 2 électrodes enduites d'une pâte conductrice appliquées sur le thorax du malade vont permettre au courant électrique de traverser la région cardiaque pour la stimuler ou la régulariser. Lorsque le courant est envoyé, le malade est secoué violemment.

En dehors de l'urgence et si le malade est conscient, une anesthésie sera pratiquée avant le choc électrique.

L'arrêt cardiaque est la cessation des contractions du cœur. Il entraîne un arrêt de la circulation et provoque une ischémie cérébrale et la non-oxygénation du cerveau. Il conduit à la mort cérébrale s'il n'est pas traité dans les 3 minutes suivant son apparition. Il nécessite donc un traitement de toute urgence.

L'aide-soignant peut être amené à en observer les signes :
• Modification de la coloration des téguments: pâleur, cyanose, marbrure:
• Mouvements respiratoires saccadés et inefficaces ou arrêt respiratoire;
• Absence de pouls carotidien et fémoral;
• Perte de connaissance. crise convulsive.

Si le malade est sous surveillance d'un monitoring cardiaque, l'aide-soignant devra être attentif à toute anomalie en dehors des sources de parasitage :
• Sonnerie d'alarme, chiffre de TA bas, tracé plat de l'ECG (pouvant signaler l'arrêt cardiaque);
• Tracé anarchique et désordonné de l'ECG (pouvant signaler une contraction anarchique des fibres du cœur: fibrillations…).

La fibrillation si elle n'est pas pas immédiatement réduite par une défibrillation ou choc électrique, entraîne la mort par arrêt cardiaque. L'aide soignant amènera, de toute urgence, près du patient, le chariot de réanimation, comprenant en permanence le matériel prêt à fonctionner, le défibrillateur et la planche, le malade devant être mis sur un plan dur. Il se mettra à disposition du médecin et de l'infirmière.

5. Les appareils d'alimentation entérale

L'alimentation entérale utilise les voies normales du tube digestif, contrairement à l'alimentation parentérale qui est introduite directement dans le sang par voie veineuse (perfusion). L'alimentation entérale est indiquée quand l'alimentation par voie orale est impossible ou insuffisante et que l'état du tube digestif permet l'utilisation de la voie intestinale.

Dans la nutrition entérale, les aliments, ayant subi un début de digestion (mixés, liquéfiés, préparés par la diététicienne ou industriellement), sont introduits dans le tube digestif grâce à une sonde mise en place au niveau de l'estomac ou de l'intestin. La sonde peut être introduite par les voies naturelles (sonde naso-gastrique) ou par une ouverture pratiquée par le chirurgien au niveau de l'estomac (sonde de gastrostomie) ou au niveau du jéjunum (sonde de jéjunostomie).

Le médecin prescrit les nutriments et le mode d'administration et l'infirmière exécutera la prescription.

Les différentes techniques d'administration
Elles vont permettre de faire « passer» les aliments :

- **L'alimentation à la seringue.** L'infirmière utilise aussi ce procédé pour administrer dans la sonde les médicaments préalablement écrasés et dilués.

  Les drips. Ces dispositifs utilisant la gravité sont composés de flacons ou boites d'alimentation et de tubulures similaires à celles du goutte à goutte de perfusion. La poche est accrochée sur un pied à sérum, en surélevé; une molette permet de régler le débit. Cette alimentation peut se pratiquer en discontinu et permet de suivre le rythme biologique du malade: soit 4 repas par jour répartis toutes les 4 heures.

- **Les nutripompes.** Ce sont des machines à pulser les aliments qui permettent d'administrer les mélanges nutritifs à un débit précis et constant sur une longue durée. Un agitateur permet l'homogénéisation. Ils existent sous deux formes :

  - <u>Les pompes réfrigérées</u> : elles contiennent un bac réfrigéré qui maintient le mélange nutritif entre 0°C et 4 °C. Selon les modèles, elles peuvent être munies: d'une alarme, d'un

44

dispositif d'affichage, d'un agitateur et d'un régleur de débit. L'alimentation peut être distribuée en fractionné ou en continu.

- Les pompes non réfrigérées: elles ne comportent pas de bac à glace et sont de simples régulateurs de débit. La tubulure se fixe sur la nutripompe et le produit dans son emballage d'origine est administré à température ambiante. Elles sont en général réservées à l'alimentation semi-continue.

Le rôle de l'aide-soignant :

Respecter les règles d'hygiène.

• *Hygiène alimentaire : connaître et respecter les règles de conservation des nutriments : toutes les boites entamées doivent être entreposées dans un réfrigérateur pour éviter la multiplication des germes, les préparations ne sont sorties qu'au moment de l'administration des aliments;*
les mélanges ne doivent pas être utilisés s'ils ont été exposés plus de 3 heures à température ambiante.

• *Hygiène du matériel : veiller à la propreté de la nutripompe: la nettoyer et la désinfecter; les tubulures reliant la sonde à l'appareil sont changées tous les jours; les bocaux ayant contenu la préparation alimentaire seront nettoyés à l'eau et au savon, puis désinfectés et envoyés en stérilisation.*

45

• **S'assurer du confort du malade** : *relever le buste du malade pour une meilleure installation et une meilleure digestion (sauf contre-indication); Vérifier la présence de flacons en quantité nécessaire et suffisante;* en dehors de l'administration des nutriments, l'extrémité de la sonde est fermée par un bouchon et fixée soigneusement avec un sparadrap sur la joue.

• **Veiller à l'absence d'irritation**; *au moment de la toilette du malade, laver correctement la peau du nez qui se trouve au contact de la sonde et dépister d'éventuelles irritations (attention au risque d'escarre).*

• **Prévenir l'infirmière et transmettre :**

- *L'apparition de nausées ou de vomissements, la survenue d'une gêne gastrique ou douleur abdominale;*
- *Une modification du débit (le vérifier régulièrement):*
- *La présence de selles ou non et les noter; une diarrhée ou une constipation (les selles sont souvent pateuses et abondantes dans alimentation entérale*
- *Le poids du malade. Il est pesé régulièrement: le jour de la pose de la sonde et en moyenne tous les 3 jours ou plus à la demande du médecin ou de l'infirmière.*

Assistance respiratoire et intubation

L'assistance respiratoire et l'intubation sont des procédures couramment utilisées en réanimation pour aider les patients dont la respiration est compromise ou insuffisante. Voici une brève
explication de ces deux procédures :

1. Assistance respiratoire : L'assistance respiratoire est utilisée lorsque le patient est incapable de respirer de manière autonome. Elle est généralement administrée à l'aide d'un ventilateur mécanique qui aide à pousser de l'air dans les poumons du patient. Ce processus est souvent nécessaire lorsque les muscles respiratoires ne fonctionnent pas correctement, en cas de pneumonie grave, de détresse respiratoire aiguë, d'insuffisance cardiaque ou d'autres troubles respiratoires.

Le choix du mode de ventilation dépend de l'état du patient et des besoins respiratoires spécifiques. Les modes de ventilation les plus courants sont la ventilation assistée contrôlée (VAC), la ventilation assistée-synchronisée (VAS), la ventilation en pression positive continue (PPC) et la ventilation non invasive (VNI).

2. Intubation : L'intubation est une procédure utilisée pour aider les patients à respirer en insérant un tube respiratoire directement dans la trachée du patient. Elle est souvent utilisée en combinaison avec une assistance respiratoire et peut être nécessaire en cas d'obstruction des voies respiratoires, d'insuffisance respiratoire, de détresse respiratoire aigüe, de coma ou de blessure au cerveau.

L'intubation nécessite une formation et une expertise spécifiques. Elle est généralement effectuée par un médecin anesthésiste ou un pneumologue, mais peut également être réalisée par un infirmier anesthésiste ou un aide-soignant spécialement formé. La procédure nécessite une surveillance continue pour s'assurer que le tube reste en place et que le patient reçoit une ventilation adéquate.

Il est important de noter que l'assistance respiratoire et l'intubation peuvent présenter des risques et des complications, notamment une infection, un traumatisme des voies respiratoires, un collapsus pulmonaire ou une hypoxie. Ces procédures doivent être effectuées par des professionnels de la santé formés et compétents, dans des environnements appropriés et avec les équipements de sécurité nécessaires.

Le monitoring des fonctions vitales

Le monitorage des fonctions vitales est un élément clé de la surveillance des patients en réanimation. Les fonctions vitales comprennent la fréquence cardiaque, la pression artérielle, la fréquence respiratoire et la température corporelle. Le monitorage de ces paramètres permet de détecter rapidement tout changement dans l'état de santé du patient et de prendre des mesures pour traiter tout problème potentiel.

Le monitorage des fonctions vitales peut être effectué de plusieurs façons, notamment à l'aide de moniteurs de signes vitaux, de cathéters artériels, de cathéters veineux centraux et d'autres équipements de surveillance. Les moniteurs de signes vitaux sont les outils les plus couramment utilisés en réanimation et fournissent des informations en temps réel sur la fréquence cardiaque, la pression artérielle, la saturation en oxygène du sang, la fréquence respiratoire et la température corporelle.

Les aide-soignants en réanimation sont souvent responsables de la surveillance des signes vitaux des patients. Ils doivent être en mesure de lire et d'interpréter les résultats du monitorage des fonctions vitales et de signaler tout changement dans les signes vitaux du patient à l'infirmière ou au médecin en charge. Ils doivent également s'assurer que les moniteurs sont correctement installés et fonctionnent correctement pour garantir la précision des résultats.

Le monitorage des fonctions vitales peut aider à identifier rapidement tout changement dans l'état de santé du patient et à prévenir les complications potentiellement mortelles. Par exemple, une fréquence cardiaque élevée peut indiquer un choc, une infection ou une douleur, tandis qu'une baisse de la saturation en oxygène du sang peut indiquer une insuffisance respiratoire. La détection précoce de ces changements permet aux professionnels de la santé de prendre des mesures pour traiter le problème avant qu'il ne devienne plus grave.

Les aide-soignants en réanimation jouent un rôle essentiel dans la surveillance des signes vitaux des patients et dans la détection précoce de tout changement dans leur état de santé. Ils doivent être formés à l'utilisation des moniteurs de signes vitaux et être capables de signaler rapidement tout changement dans les signes vitaux du patient à l'infirmière ou au médecin en charge.

L'électrocardiogramme, la capnographie et l'oxymétrie sont des outils de surveillance utilisés en réanimation pour évaluer la

fonction cardiaque, respiratoire et la saturation en oxygène des patients.
Voici une brève explication de ces trois techniques :

L'électrocardiogramme (ECG) : L'ECG mesure l'activité électrique du cœur et permet d'identifier les anomalies du rythme cardiaque. Il est utilisé pour surveiller les patients atteints d'insuffisance cardiaque, de troubles du rythme cardiaque ou de maladies coronariennes. La procédure consiste à placer des électrodes sur la poitrine du patient, qui enregistrent les impulsions électriques du cœur. Les résultats sont affichés sous forme d'une courbe avec des ondes distinctes pour chaque contraction cardiaque.

La Capnographie : La capnographie mesure le dioxyde de carbone expiré par le patient et est utilisée pour évaluer la fonction respiratoire. Elle est particulièrement utile pour les patients sous ventilation mécanique, car elle permet de surveiller la qualité de la ventilation. La procédure consiste à placer un capteur à proximité des voies respiratoires du patient, qui mesure la quantité de CO_2 expirée à chaque respiration. Les résultats sont affichés sous forme d'une courbe qui indique le niveau de CO_2 dans l'air expiré.

L'oxymétrie : L'oxymétrie mesure la saturation en oxygène du sang et est utilisée pour évaluer la respiration et la circulation sanguine. Elle est souvent réalisée à l'aide d'un oxymètre de pouls, qui est placé sur un doigt du patient. Le capteur utilise des diodes lumineuses pour mesurer la quantité de sang oxygéné dans les vaisseaux sanguins du doigt. Les résultats sont affichés sous forme d'un pourcentage, indiquant la quantité d'oxygène dans le sang.

Ces trois techniques de surveillance sont très utiles en réanimation car elles permettent de surveiller les fonctions vitales du patient en temps réel. Les résultats obtenus peuvent aider les professionnels de la santé à prendre des décisions rapides et efficaces concernant la gestion du traitement du patient. Cependant, il est important de noter que ces outils de surveillance ne remplacent pas une évaluation clinique approfondie et ne doivent pas être utilisés seuls pour diagnostiquer ou traiter une condition médicale.

L'administration des médicaments en réanimation

La pharmacologie en réanimation est une discipline clé qui implique l'utilisation de médicaments pour traiter les patients en état critique. Les médicaments peuvent être utilisés pour stabiliser les fonctions vitales, traiter les maladies sous-jacentes et prévenir les complications potentielles. Les aide-soignants en réanimation sont souvent impliqués dans la distribution des médicaments.

Les médicaments utilisés en réanimation sont souvent administrés par voie intraveineuse (IV) pour une action rapide et efficace. Les médicaments couramment utilisés en réanimation comprennent les vasopresseurs, les inotropes, les antiarythmiques, les analgésiques, les sédatifs et les anticoagulants.

Les vasopresseurs et les inotropes sont des médicaments utilisés pour augmenter la pression artérielle et la contractilité cardiaque. Ils sont souvent utilisés pour traiter l'hypotension, le choc et l'insuffisance cardiaque. Les antiarythmiques sont utilisés pour traiter les troubles du rythme cardiaque, tels que la fibrillation auriculaire et la tachycardie ventriculaire.

Les analgésiques sont souvent utilisés pour traiter la douleur chez les patients en réanimation.

Les sédatifs sont utilisés pour réduire l'anxiété et la douleur et pour aider les patients à dormir pendant leur séjour en réanimation.

Les anticoagulants sont utilisés pour prévenir la formation de caillots sanguins chez les patients présentant un risque élevé.

Il est important de noter que la pharmacologie en réanimation peut comporter des risques pour le patient, tels que des réactions allergiques, des effets secondaires indésirables et des interactions médicamenteuses. Par conséquent, il est important que les professionnels de la santé suivent les protocoles de sécurité et surveillent attentivement les patients pendant l'administration de médicaments.

La communication avec les patients et leur famille

Interagir avec les patients et les familles est une partie essentielle du travail d'un aide-soignant en réanimation. Les patients et leur famille peuvent se sentir anxieux, stressés et souvent isolés, et une interaction positive avec eux peut améliorer leur bien-être psychologique et émotionnel.

Voici quelques techniques pour interagir efficacement avec les patients et les familles en réanimation :

- **Etablir une relation de confiance** : Prenez le temps d'écouter les préoccupations des patients et de leur famille, et répondez à leurs questions de manière empathique et honnête. En établissant une relation de confiance, vous pouvez aider à apaiser leur anxiété et leur stress.
- **Communiquer efficacement** : Soyez clair et précis dans votre communication avec les patients et leur famille. Utilisez des termes simples et compréhensibles, et assurez-vous de répondre à toutes les questions et préoccupations.

- **Etre empathique** : Montrez de la compassion et de l'empathie envers les patients et leur famille. Essayez de comprendre leur situation et leur point de vue, et assurez-vous de leur donner l'attention et le soutien dont ils ont besoin.
- **Etablir des limites claires** : Etablissez des limites claires dans votre relation avec les patients et leur famille. Soyez respectueux et professionnel, tout en maintenant une distance appropriée.
- **Utiliser des supports visuels** : Utilisez des supports visuels tels que des schémas ou des vidéos pour expliquer les procédures médicales ou les traitements aux patients et à leur famille. Cela peut les aider à mieux comprendre leur situation et à réduire leur anxiété.
- **Respecter la confidentialité** : Respectez la confidentialité des patients et de leur famille. Ne partagez pas d'informations médicales sans leur autorisation.

Les soins palliatifs : gestion de la fin de vie

Les soins palliatifs en réanimation se concentrent sur la gestion des symptômes et le soulagement de la douleur, ainsi que sur la prise en compte des besoins émotionnels, spirituels et sociaux des patients en fin de vie. Les aide-soignants peuvent aider à la gestion de la douleur en administrant des médicaments analgésiques, en surveillant la réponse du patient et en signalant tout changement à l'équipe de soins palliatifs.

En plus de la gestion de la douleur, les aide-soignants peuvent également aider à répondre aux besoins émotionnels des patients et de leur famille en fournissant une écoute attentive et un soutien affectif. Ils peuvent également aider à la coordination des soins avec l'équipe de soins palliatifs, en s'assurant que les patients reçoivent les soins appropriés et en respectant leurs choix de fin de vie.

Lorsqu'un patient est en phase terminale en réanimation, les aide-soignants doivent travailler en étroite collaboration avec l'équipe de soins palliatifs pour garantir que le patient reçoit des soins appropriés et respectueux de sa dignité. Cela peut impliquer de retirer certains traitements agressifs qui peuvent prolonger inutilement la vie du patient et causer des souffrances.

Voici quelques éléments clés de la gestion de la fin de vie en réanimation :

- **Communication** : Il est essentiel de communiquer efficacement avec les patients et leur famille en cas de fin de vie. Les professionnels de la santé doivent expliquer clairement la situation médicale et les options de traitement disponibles, et aider la famille à comprendre les avantages et les inconvénients de chaque option.
- **Planification avancée des soins** : Il est important de discuter avec les patients et leur famille de leurs souhaits de fin de vie et de leur préférence en matière de soins. Les directives anticipées, les ordres de ne pas réanimer (ONR), les ordres de limitation ou d'arrêt de traitement (OLAT) et les soins palliatifs peuvent être envisagés pour respecter les souhaits du patient.
- **Soulagement de la douleur** : Les professionnels de la santé doivent s'assurer que le patient est à l'aise et que sa douleur est correctement prise en charge. Cela peut inclure l'utilisation d'analgésiques, de sédatifs ou d'autres médicaments pour soulager la douleur et l'inconfort.
- **Soutien psychologique** : La fin de vie peut être un moment difficile pour le patient et sa famille. Les professionnels de la santé doivent fournir un

soutien psychologique et émotionnel à la fois au patient et à sa famille, y compris l'accès à des services de soutien spécialisés en soins palliatifs.

- **Respecter les croyances culturelles et religieuses** : Les professionnels de la santé doivent respecter les croyances culturelles et religieuses du patient et de sa famille, en particulier en cas de décisions difficiles liées à la fin de vie.

- **Collaboration avec les autres membres de l'équipe** : Les professionnels de la santé doivent travailler en étroite collaboration avec les autres membres de l'équipe, tels que les médecins, les infirmières et les travailleurs sociaux, pour

- assurer une prise en charge globale et coordonnée du patient.

En conclusion, la gestion de la fin de vie en réanimation nécessite une approche globale et multidisciplinaire, qui prend en compte les souhaits et les besoins du patient et de sa famille. Les professionnels de la santé doivent communiquer efficacement, respecter les souhaits du patient, soulager la douleur, fournir un soutien psychologique et travailler en étroite collaboration avec les autres membres de l'équipe pour offrir une prise en charge globale et coordonnée.

A propos de l'auteur :

Retrouvez chacun de mes livres publiés chez Amazon sur le lien suivant :

https://www.amazon.fr/dp/B0CLKWM1SG

Vous avez 2 formats disponibles:

> *Format broché (livre version papier)*
> *Format Kindle (livre version électronique*
Amazon)

<u>Pour un prix unitaire beaucoup plus intéressant,</u> vous pouvez également retrouver l'intégralité de mes livres en format e-books (pdf) sur le site internet suivant :

http://zone-aide-soignant.com

Avec toute ma considération...